1天6分钟

视力
恢复术

[日] 清水六观 著

李文静 译

天津出版传媒集团

天津科学技术出版社

GANATSU RESET

Copyright © Rokkan Shimizu 2021

Chinese translation rights in simplified characters arranged
with ASUKA SHINSHA INC

through Japan UNI Agency, Inc., Tokyo

天津市版权登记号：图字02-2022-234号

图书在版编目（CIP）数据

1天6分钟，视力恢复术 / （日）清水六观著；李文
静译. -- 天津：天津科学技术出版社，2022.11(2025.1 重印)

ISBN 978-7-5742-0554-3

Ⅰ.① 1… Ⅱ.①清… ②李… Ⅲ.①视力保护—普及
读物 Ⅳ.① R77-49

中国版本图书馆 CIP 数据核字 (2022) 第 183600 号

1天6分钟，视力恢复术
1 TIAN 6 FENZHONG, SHILI HUIFU SHU

责任编辑：张建锋
责任印制：兰　毅

出　　　版： 天 津 出 版 传 媒 集 团
天津科学技术出版社
地　　　址：天津市西康路35号
邮　　　编：300051
电　　　话：(022)23332400
网　　　址：www.tjkjcbs.com.cn
发　　　行：新华书店经销
印　　　刷：天津联城印刷有限公司

开本 880×1 230 1/32 印张 5 字数 100 000
2025年1月第1版第3次印刷
定价：52.00元

前言

→ **你的眼睛还好吗**

新型冠状病毒肺炎（以下简称"新冠肺炎"）疫情给我们的生活带来了巨大的改变。

从2020年春天起，远程办公、线上会议大幅增加，我们使用电脑和手机的时间也随之急剧增加。很多人都感受到自己的身体正在发生变化，如出现"新冠宅家肥"等。

你身体的哪个部位感觉最累呢？

调查显示，身体最容易感到疲惫的部位是"眼睛"。

可能有人认为"眼疲劳睡一觉就好了"。的确，短暂性的眼疲劳可以通过睡眠得到缓解。但是，用眼过度后出现的严重眼疲劳，不仅会导致眼睛疼痛和视力下降，还有可能会给身体其他部位带来不适，如头痛、颈椎酸痛以及肩膀酸痛等。

　　其中，最需要引起注意的就是"近视"导致的视力下降。随着近视程度的恶化，人会更容易罹患可能导致失明的眼部疾病。

　　与常人相比，高度近视的人患眼疾的风险也更高。具体来说，高度近视的人患青光眼的概率约是常人的3.3倍，患视网膜脱落的概率约为常人的21.5倍，患近视性黄斑病变的概率更是高达40.6倍。

➡ 青光眼是日本人失明的头号原因

　　接下来，我将就青光眼为大家进行详细的解说。

　　简言之，青光眼是一种"视野范围缩小的疾病"。在日本，它是众所周知的第一大失明原因。

青光眼的患者从40多岁开始随年龄的增长而增加。调查数据显示，40岁以上的人群中，每20人就有1人患青光眼；70岁以上的人群中，每10人就有1人患青光眼。由此可见，中老年人已然成为青光眼的高发群体。

　　除了近视的恶化，非正常眼压造成的视神经损伤也是青光眼发病的原因之一。总而言之，近视眼和青光眼是日本人的两大克星。中国国内的一些调查显示，在中国的致盲眼病中，白内障排第一，高度近视引起的青光眼排第三。定期进行眼科检查，早期发现和诊断对于延缓青光眼的进展和减少视力丧失至关重要。

任何人都能尝试调整眼压

　　我是骨骼矫正专业出身，原本完全没有打算出版一本关于眼睛的书。那么，我为什么要出一本书来讲有关眼睛的问题呢？

原因很简单——因为我的病人都表示治疗效果非常好。仅此而已。很多患者在我的诊所做完面部和头部的骨骼矫正后都不约而同地说："我的眼睛竟然比没做治疗之前看得更清楚了。"

于是，当我用视力测试表检测他们的视力时，发现治疗后他们的视力平均提升了0.2[1]。

我还收到过一位病人的反馈："我本来都打算做青光眼手术了，但现在我的视力改善了很多，已经不需要做手术了。"这结果着实令人感到惊喜！

没想到这件事口口相传，有一天还有幸登上了日本

[1] 根据国际标准视力表，测量范围为0.1~1.5，1.0以上为正常视力。

某周刊杂志，由此在全日本引起了巨大的反响。

那是我第一次意识到，或许我在过去40年里积累的方法可以出版成书，帮助更多无法登门治疗的人，或许那些饱受眼睛问题困扰的人试了这些方法后就能脱离苦海。

怀着这样的想法，我将自己的方法整理成册，于是就有了这本书。在整理的过程中，我还采访了许多不同领域的医学专家，获得了理论上的支持。

为什么骨骼矫正能够改善视力呢？

其答案就在于眼内的压力，即"眼压"。

当我从患者头部向下按摩到面部的同时，也会顺便按摩眼睛的凹陷处，即眼窝，并向外推开按摩。

眼窝是眼球周围的骨头和软组织构成的圆腔。年龄的增长或按摩手法不良导致眼睑下垂，往往会引起眼窝周围皮肤凹陷、血液循环不良、出现黑眼圈和细纹等各种问题，让人看起来显老。

起初，我是为了让眼睛看起来更深邃、更有神而加深了眼窝处的按摩，但后来我意识到，正是这一行为起到了调节眼压的作用。

"加深眼窝处的按摩"听起来让人觉得要大动干戈，忍不住担心眼睛会受到伤害。但其实完全不用担心，因为手掌不会直接触碰到眼睛。另外，我的按摩手法最初的目的只是为了放松，因此按摩起来眼睛会很舒服。我相信，只要学会"眼压复位"的按摩方法，任何人都能轻松实践并把它养成一种习惯。

手是最佳的治疗工具

视力下降时，戴上眼镜或隐形眼镜立刻就能看清。即使被确诊为青光眼，也能通过药物或手术来治疗。

然而最理想的方式莫过于用自身的力量不药而愈。

正如"治疗"（日语为"手当て"）一词所表示的那样，自古以来，"手"就一直被认为具有治疗的能力。

"我想利用身体的自愈力来恢复视力，为此尝试了各种各样的方法，但都无济于事。"

如果你也有这样的经历，就一定要试试本书介绍的"眼压复位"的自我护理方法。

除图书内容以外，本书的排版设计也经过了反复打磨。为了让大家阅读时眼睛不用靠得过近，我和专业设计师反复沟通，调整排版、色调，尝试了多种不同的版式，又测试了多种不同类型的纸张，最终才有了你现在所看到的样子。照片和插图也考虑了如何把"护眼"做到极致，具体的细节我就不在此赘述了，大家可以在阅读的过程中慢慢体会。

所有这些都是为了尽可能地减少眼睛的负担。

希望大家能保持轻松舒适的心情阅读本书。

来自演员熊谷真实女士的推荐语
通过"眼压复位"，我的生活变得更加轻松和便捷

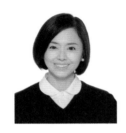

日本演员。
1960年3月10日出生于日本东京。

　　我是一名演员。我的工作需要经常面对镜头，有时还需要站在舞台上面向观众。为了造型美观，我几乎不戴眼镜。但其实除了工作的时候，平日里我根本离不开眼镜，而且我的镜片可能要比很多人的更厚。

　　我从小视力就很差，一直在0.01左右徘徊，即使是我身边亲近的朋友都不知道，其实我一直因为自己的眼睛而感到自卑。

　　最近，我已经可以依靠高度数（度数为5.0~5.5）的

多焦点隐形眼镜生活，即便如此，我偶尔还是会看不清眼前的东西，经常渴望放松一下双眼。

有一次，一家眼镜店竟然拒绝为我配眼镜，配镜师说："熊谷女士，从您眼睛的状态来看，我们配不了合适的眼镜。"我知道自己视力不好，但听到这样的话还是有点失落。

后来，机缘巧合下我认识了本书的作者清水医生，抱着试试看的心情，请他帮我做"眼压复位"的按摩，结果令人惊讶的事情发生了。

在戴着隐形眼镜的状态下，我的视力得到了明显的提高。

· 右眼视力　0.6 → 1.0　提高0.4
· 左眼视力　0.3 → 0.6　提高0.3

两只眼睛加起来，视力竟然提高了0.7之多！
当时测完视力后，我的经纪人和诊所的工作人员都觉得不可思议，并为我感到高兴。

在按摩体验前我的眼睛看东西还非常模糊，体验后视野就变得清晰明亮。仿佛重获新生一般，我拥有了一双能看清楚事物、眼神明亮的眼睛。

除此之外，我的鼻梁也变得更高挺了，颧骨也提高了，可谓"一箭三雕"。听经纪人回忆说，我当时激动地连声叫了起来："太厉害了！"

顺便说一下，经纪人当时也尝试了"眼压复位"，检测后他的右眼视力提升了0.2（1.0 → 1.2），左眼视力提高了0.5（1.0 → 1.5）。

我本以为眼睛带给我的自卑感会伴随终生，因此我早就已经放弃，但那次"眼压复位"的按摩效果不仅让我备感惊讶，更让我非常感动。

从那时起，我开始在家里根据本书介绍的眼压复位方法来按摩。

有时一到傍晚，我的视线就会变得模糊，那种感觉就像是眼睛被烟雾笼罩一般。

每当这种情况发生时，我就会立刻做本书第54页的眼窝放松按摩。通过按摩疏通额头下方的经络，不仅能让人感到舒适与放松，更重要的是按摩完成后模糊的视线会变得清晰。

通常情况下，当我的眼睛疲劳到一定程度时，我就会摘下隐形眼镜。但是，自从我开始做眼压复位的按摩，佩戴一整天隐形眼镜我也能过得很舒适。

目前我仍在向清水医生咨询一些关于眼睛的问题。我想鼓励像我一样因为视力差而自卑的人和受青光眼、视力下降、眼干燥症等眼睛问题困扰的朋友们，请放心尝试"眼压复位"按摩法吧！

现在的我已经不需要佩戴老花镜就能看清书本、报刊以及手机屏幕上的字了，这让我的生活变得更加轻松和便捷，整个人都容光焕发，心情也舒畅了不少。

体验者好评如潮

高田美帆（47岁 女）

我的世界突然就变明亮了，真是令人感动！

我出生在一个有青光眼家族病史的家庭。我的父母和姐姐都患有青光眼。可能是因为遗传，我从小视力就不太好。我总是一边担心着自己会不会哪一天也患上青光眼，一边提心吊胆地过着每一天。

我看过很多医生，但他们都只是给我开眼药水……当有医生告诉我"手术是唯一的选择"时，我就开始自暴自弃，放弃滴眼药水了。

那个时候，我有幸每个月都会去清水医生那里接受一次治疗。有一天，治疗结束后我突然发现我的视野甚至比年轻时还要明亮。看到的风景更加清晰美丽了，我感到非常不可思议。认真思考后，我才意识到自从接受眼压复位的治疗，明明没有滴任何眼药水，但我的青光眼却没有进一步恶化！

从那之后，一有时间我就在家做额骨放松按摩（见后文第30页），不仅视力有了进一步改善，而且每天神清气爽，身心舒畅。我强烈推荐有视力困扰的朋友们尝试一下！

冈林寿美子（75岁 女）

连医生都感到惊讶！"我的眼压下降了！"

"欸，好奇怪，怎么感觉看到的字颜色都变浅了呢？"有一天，我在看报纸的时候感到了一丝异样。于是我火急火燎地赶到医院做各种检查，得到的却是医生冷冰冰的宣判："青光眼，无法根治。"

以前我总觉得自己老了，眼睛的神韵也消失了，因此不愿意看自己的眼睛……但那一刻，我恨老天爷，为什么要给我如此重大的打击。

就在那时，我在杂志上得知了清水医生，便立刻预约会诊，体验了一下眼压复位的按摩。一开始不习惯，按摩时我感觉有点疼，但按摩结束后的效果却十分惊人。我的视野变得清晰了很多，神韵也有所恢复。其实我以前一直为散光问题而深深困扰，但这一问题通过眼压复位也得到了解决，现在我每天都感到神清气爽。

"冈林，我发现你的眼压已经下降了。最近发生了什么事吗？"当我去医院复诊时，医生对我的眼压检测结果感到十分惊讶。这一经历让我切身地体会到，人的一生中，尤其是年老的日子里，眼睛的健康比什么都重要。

我衷心希望"眼压复位"这一方法能够帮助更多的人。

👁 目录

第 **1** 章

调整眼压可以改善各种眼部问题

第 **2** 章

利用"眼压复位"，
舒舒服服地放松头部

第 **3** 章

10 个能够改善眼睛状态的新习惯

调整眼压可以改善
各种眼部问题

👁 什么是眼压

体检中有一项是眼科检查。

检查时，刚把头放到检查仪器上，眼球就突然被一股气流喷到，从来没做过这项检查的人可能会被吓一跳。相信很多人应该都有过这样的经历。

然而，大部分人应该并不知道这项检查是在测什么。

其实，那喷出的气体测的就是"眼压"。

眼压检查也被定为综合体检的常规检查项目之一。

可能有人会问："那什么是眼压呢？"

接下来，我将从眼压的基本知识开始为大家做详细的讲解。

之所以需要就"眼压"一词展开详细说明，那是因为"眼压"正是本书最重要的主题。

简单来说，眼压就是指"眼球中的压力"。

现在，请闭上眼睛，试着轻轻地、认真地触摸你的眼球。刚开始摸的时候，你是否能感受到像气球一样的弹性？

之所以要有这样的弹性，是因为眼球一旦失去弹性、变得软塌塌的，我们看到的物体就会是歪斜的。

眼球是一个充满了各种组织的球状物体。

将眼睛与外部世界隔开的叫"角膜"，"玻璃体"占据了眼球最大的空间，"晶状体"发挥着凸透镜一样的作用。

眼球的结构和眼压

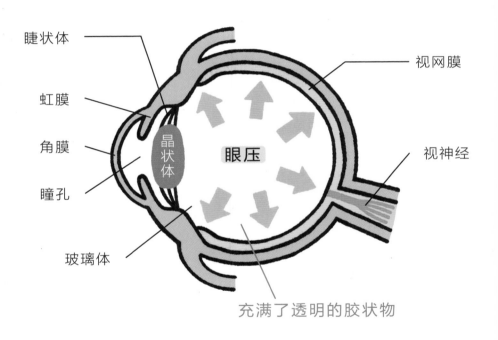

睫状体

虹膜

角膜

瞳孔

玻璃体

晶状体

眼压

视网膜

视神经

充满了透明的胶状物

想必大家应该都听说过这些组织的名称吧。正因为这些组织处于正确的位置，我们才能一如既往地看清"物体的真面目"。但是，如果没有眼压，眼球就会因为没有弹性而变得软塌塌的，进入眼球的光线就无法正确成像。

这样一来，当眼压出现问题时，与眼睛有关的各种不适就开始出现。例如，你是否感觉有以下症状？

□ 感觉视线比以前模糊了
□ 眼睛的深处有疼痛感（头痛）
□ 容易撞到人或物，或绊倒
□ 眼睛容易充血

实际上，这些都有可能是患上青光眼等严重眼疾的征兆。在阅读本书之前，你是否忽略了视力模糊或眼睛轻微充血的问题呢？

当眼压得到调节时，各种眼部不适的症状也都将得到缓解。

详细内容我将在后面进行讲解。调节眼压是一种行之有效的方法，不仅可以改善视力、预防青光眼，还可以治疗其他眼睛问题，如眼干燥症、老花眼和近视。我把这种自我护理称为"眼压复位"，并且已经把这种护理方法教给了许多前来就诊的患者。

演员熊谷真实女士来就诊之前一直对自己的视力怀有一种自卑感。当接受了眼压复位的按摩后，她开始在家中坚持自己做"眼压复位"，出乎意料的是两周内她的右眼视力就提升了0.4，左眼提升了0.3。对此，我感到万分惊讶，她本人也很震惊。

我本人也得益于眼压复位的自我护理，即使现在年近古稀，也完全不需要戴有度数的眼镜。

　　自从开始研究"眼压复位"，我已经彻底告别了困扰我多年的眼干燥症和近视。

　　虽然年纪大了之后有一点轻微的老花眼，但基本没什么影响，无论是工作还是个人生活方面，我每天都能过得很轻松，不会因为眼睛问题而感到任何不适。

　　我希望本书介绍的方法能使我无法亲自见到的人也切实体会到这种神奇的效果。

👁 眼睛中流淌着"透明的血液"

"因为疲劳，眼睛充血了。"

"我的眼睛里布满了血丝。"

在日常生活中，我们通常会用上述这样的表达来形容眼部不适，血液的"红色"一旦显现出来，就预示着眼睛出现了问题。

血液的确是红色的，但大家知道吗？其实我们的眼睛里还有一种"透明的血液"。

那就是充满眼球内部的液体——房水。

房水，是由眼球的睫状体产生的，然后在眼球内部循环，其大部分经过巩膜静脉窦[1]排出眼外。

那么，为什么要进行这样的过程呢？

―――――――――――
[1] 巩膜靠近角膜缘处的一环形窦隙，是房水回流的通道。

其原因是角膜和晶状体没有血管。

血管，具备将氧气、营养物质通过血液输送到全身各处的功能。但是，眼球内的某些部位并没有血管，因此房水就承担着输送氧气和营养物质的职责。这就是为什么它被称为"透明的血液"。顺便提一下，眼泪和房水是两种不同的物质。

当眼睛处于健康状态时，房水在眼球内部的循环良好，眼压维持在正常水平。

然而，如果眼球内产生的房水量增加，或向眼外排出的房水量减少，会发生什么呢？

在这种情况下，眼压会升高。

高眼压的眼球可以理解为一个过度膨胀、即将爆裂的气球。房水过多会导致眼压升高，压迫视神经，也容易引起眼睛疼痛和其他问题。具体请参照下一页的图示。

此外，视神经疼痛也会导致视力下降。

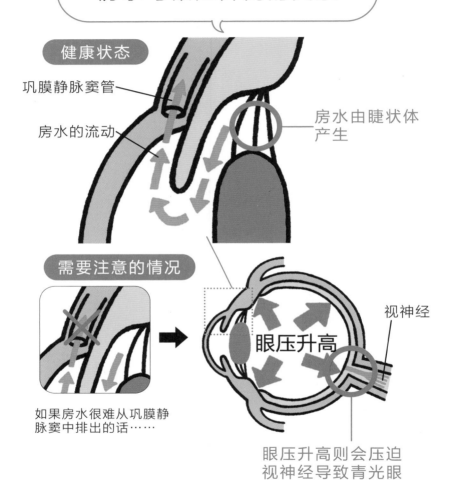

房水与眼压升高的关系

健康状态

巩膜静脉窦管

房水的流动

房水由睫状体产生

需要注意的情况

如果房水很难从巩膜静脉窦中排出的话……

眼压升高

视神经

眼压升高则会压迫视神经导致青光眼

👁 眼压复位可以改善视力模糊、提高视力，还能预防可怕的青光眼

现在，让我们开始进入正题吧！

现如今，越来越多的眼压升高，即高眼压的情况是伴随着年龄增长而出现的。

眼压升高不仅会造成眼球内的血液循环不良，还会压迫视神经。不是我危言耸听，这的确会导致患青光眼等眼疾的风险增高。

可能有人会觉得，这对于自己来说还为时尚早，毕竟自己的年龄还不大。但是，正如我们在前言中所提到的那样，40多岁就患上青光眼的人在不断增加，甚至还在病例中发现了30多岁的患者，尽管数量不多。

更重要的是，越来越多的人眼压升高的同时，伴随

着各种眼部不适的症状出现，这些都是可能会患上青光眼的征兆。

"最近经常感觉视野模糊，可能是眼疲劳导致的，睡一觉应该就好了。"——很多人都是这样忽视了自己的眼部问题。

来我的诊所接受治疗的患者，从当红的模特、演员、知名作家，到和我做了几十年邻居的太太们，有男有女，有老有少，遍及各行各业。

其中，我发现因工作或家务而十分忙碌的人，以及每天都忙于东奔西走的人，更容易在注意到眼睛问题后仍置之不理，拖延就诊。

当我给他们做了本书第1章和第2章中介绍的眼压复位按摩后，他们都一致地感到不可思议："欸？怎么会这样？！我觉得比刚才看得更清楚了！"

眼压复位的效果令医生都大吃一惊

　　75岁的冈林寿美子女士就是其中之一。

　　有一天，当她像往常一样看报纸时，突然察觉到报纸上的字看起来颜色很浅。她的眼睛一直以来都有很严重的散光，加上当时眼睛看东西已经非常吃力，于是去了医院，结果被诊断为青光眼。

　　当医生告诉她无法根治时，她备受打击，每天都闷闷不乐。

　　就在那时，冈林女士从一本杂志上得知了我，并专程来到我的诊所就诊。

　　我给她做了常规治疗，并告诉她要想改善眼睛的不适应该注意什么——也就是眼压复位的大体内容。

她按照我的方法在家里做了眼压复位的按摩之后，结果——"清水医生！我的视野比以前更明亮了，看东西更清晰了，连心情都变好了！"

"曾经我非常讨厌照镜子看自己这双衰老的眼睛，但是现在我感觉眼睛不仅变大了，还变得炯炯有神。我现在很喜欢照镜子！"

她非常开心地告诉我这些变化与感受。而最让我开心的是她说："我去做了眼压检查，发现眼压值从17mmHg降到了16mmHg，连医生都大吃一惊。"

大家可能有所不知，目前医学界普遍认为眼压每下降1mmHg，青光眼恶化的风险就会降低10%，因此这真的是一个可喜可贺的结果。

顺便说一下，Hg是"汞"的元素符号。1mmHg即"1毫米汞柱"，即眼压的单位，也可作为血压的单位来使用。

关于青光眼，医学上还有很多有待攻克的难题，但目前唯一被科学证明可以改善病情的就是降低眼压。简言之，就是将升高的眼压降下来，使其接近正常值。

顾名思义，本书介绍的眼压复位按摩，是一种对眼睛的自我护理方式，目的是调节和恢复眼压。对于像冈林女士一样被眼睛问题所困扰的人来说，这是一个十分方便且经济实惠的补救措施。

现在，冈林女士40多岁的儿子也来到我的诊所治疗，并体会到了治疗的效果。可能是年龄增长的缘故，她的儿子斜视愈发严重，一直以来佩戴的眼镜已经不适合他了。

然而，自从他开始尝试"眼压复位"以后，他又可以像往常一样佩戴眼镜，而且视野也变得更加清晰。

即使你认为"眼睛问题"还与你无关，那也有可能是你没有意识到而已，请一定要试一试眼压复位的按摩方法。

如果你时常会感到眼睛疲劳、视野模糊、眼睛干涩发胀等，眼压复位对缓解这些小问题也都很有效。而且，用自己的手掌给自己进行按摩是极度舒适的。

无论你是在工作，还是在家休息，只要感觉眼睛有点累，立刻就能够按摩，因此我建议大家把它作为一种简单的自我保养方法加入到日常生活中。

缓解睫状体的过度紧张有助于提高视力

为了让大家更好地理解后面的按摩手法，我先详细地谈一谈近视眼和青光眼，它们的改善方法主要在第1章和第2章内。

如果你想尽快知道具体的按摩方法，或者不想了解眼部疾病方面的专业知识，可以直接阅读第28页。

另外，第3章和第4章将会介绍眼压复位的新习惯，针对眼干燥症、老花眼和眼睛问题引起的头痛的改善方法将在这两章中进行详细讲解。

首先，让我们来了解一下近视。

调查显示，40岁以上的近视人群占比，日本是中国的两倍，是澳大利亚的三倍之多。

日本的近视人口占比多，意味着产生眼睛问题的概率也比其他国家概率大。但令人出乎意料的是，大家好像都不自觉地陷入一种消极的思维模式中，认为一旦患了近视就无可救药，也就放任不管了。

但事实却并非如此，通过眼压复位就可以有效改善近视。

例如，如果你长时间看近距离的事物，眼睛的焦点就会固定在同一个地方。

这样一来，眼球内部被称为睫状体的肌肉和眼球附近的肌肉就会变得紧张。如果这种紧张状态一直持续下去，就会压迫眼球。

此时，我的脑海中浮现出这样一幅画面：当眼睛近视时，眼球的上下左右都因受到挤压而向内凹陷，眼球变形为椭圆形，就像一个橄榄球一样。

由此看来，只需要放松睫状体和眼睛周围的肌肉就有助于改善近视。

在做眼压复位的按摩时，用手轻轻触摸脸部皮肤并向外推开，同时靠近眼窝并刺激深处的筋膜，按摩眼睛周围的肌肉群。这不仅能促进血液循环，还能调节自主神经。

通过按摩，眼球的紧张状态得到了改善，形状也慢慢恢复到原本近似球体的样子。

视线焦点容易固定在某一处的问题得到了解决，视力也就自然而然地提高了。

我的诊所里常备测视力用的C视力表（又称朗多环形视力表）。

当我要求患者们在治疗前后测试视力时，发现10个人中有七八个人的视力至少提高了0.2。

　　而且，他们中的大多数人在还没有测视力前就表示："我的世界好像变得更加明亮了！"

　　为什么按摩后，大家看到的事物的亮度和色调会发生变化呢？

　　虽然确切的病理机制尚未研究清楚，但是有一点我可以肯定地告诉大家，每个视力得到改善的人都找回了曾经那个积极向上、乐观开朗的自己。

👁 青光眼在古希腊也被认定为"劲敌"，为什么青光眼如此棘手

下面，让我们来了解一下青光眼。

人类对青光眼这一疾病的认知可以追溯到古希腊时期，在《希波克拉底文集》中也有关于青光眼的记载。

视力已经完全受损的瞳孔会自然而然地变成深蓝色，而且这种情况会迅速发生，一旦发生便无法挽回。

当瞳孔变成靛蓝色时，视力会在很长一段时间内渐渐恶化至失明，而且往往另一只眼睛也会在很久以后丧失视力。

摘自《希波克拉底文集》

青光眼在古代日本被称为"青底翳"。

不知道大家在日常生活中有没有听老人家讲过"我是因为青光眼而失明的"呢?

虽然关于青光眼的致病原因众说纷纭,但目前普遍认为眼压升高导致的视神经损伤是青光眼的主要发病原因。

有一种说法认为,眼睛和大脑之间存在着一种奇妙的关联。事实也的确如此,眼睛与大脑通过视神经紧密相连。

正如我们在前文中所了解到的,眼压上升带来的几乎都是消极影响,例如导致眼球内血液循环不畅,使细胞功能减弱等。

那么,为何青光眼会导致失明如此严重的后果呢?

其中一个原因是青光眼的早期症状非常隐匿，患者很难自行发现。

所谓青光眼，是指由某些原因造成视神经损伤，眼睛接收到的光信息无法顺利传递到大脑，从而导致视野缺损的疾病，但是两只眼睛并不一定会同时发病。

换句话说，在疾病发生的早期阶段，即使一只眼睛有看不见的部分，也可以依靠另外一只眼睛的视力来弥补。也正是由于这个原因，人们很难意识到自己的视野有缺损，也就很难发觉自己患上了青光眼。

一般来说，青光眼导致的视力下降是不可逆转的。

为了让大家感受到这一点，其实我在这两个页面上动了一点"手脚"，大家发现了吗？

实际上，第22页和第23页文字的字号比其他页面略小一点。

大家注意到了吗？

说实话，一开始我自己都没能注意到，多次比较之后，我才终于发觉字号上有些许差异。

我之所以这样做就是想告诉大家，即使你坚信自己的眼睛没有问题，有问题自己也一定会发现，也会有完全意识不到的时候。

👁 "手掌自我护理"的三大优势——
随时、安心、舒适

接下来，终于要进入正题——"眼压复位"的实际操作部分了。

你唯一需要的工具就是自己的双手，不需要其他任何药物和昂贵的工具。

按摩的手法极其简单，随时随地都可以操作。

此外，为了让每个人都能安心地进行自我护理，我对按摩手法进行了多次改良，大家只需要按照书中的方法，用手掌轻柔地进行按摩即可。按摩后，你一定能感到无比舒适。

即使你特别害怕别人触碰你的眼部也没关系，因为是自己按摩，所以可以毫无顾虑地进行操作。

为了防止按摩时给眼球造成伤害，请一定要小心谨慎，按照自己能接受的节奏和力度进行。

一些研究表明，心理压力和眼压问题有着密不可分的关系。当你使用自己的手掌，随时随地、安心、舒适地按摩头部来降低眼压时，还可以缓解心理压力，那可真是益处多多。

按摩一共有6种类型。

我将分别在第1章和第2章中详细讲解。

第1章 【准备按摩】3种

第2章 【基础按摩】3种

那么，就让我们赶快从第28页开始，试一试3种放松眼部的按摩方法吧。

下面总结了6种按摩的共通技巧，请大家参考。

6种按摩的基本说明

① 每种按摩一共持续约1分钟。

你可以一组按摩动作连续做1分钟，也可以分四

次，每次按摩15秒。

② 站着或坐着都可以按摩。

选择你认为舒服的姿势即可。一开始如果还不熟练，

动作不稳，建议先坐着按摩。

③ 只要稍稍施力即可，关键是要持续性施力。

你感受到的疼痛越少，就越容易坚持下去。

④ 推荐大家在浴缸里泡澡时按摩。

泡澡能促进全身血液循环，此时按摩效果更佳。

1

颞骨放松法

享受大脑充满 α 波的幸福放松时刻吧

① 将手掌放置于头部两侧

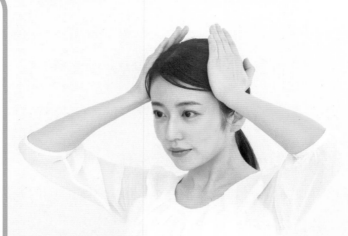

双手的手掌轻轻放置于颞骨上
（太阳穴的斜上方）。

POINT

①和③的位置
在这里！

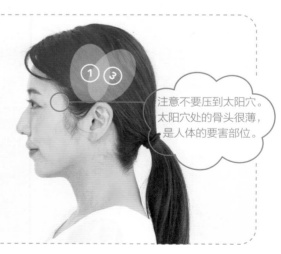

注意不要压到太阳穴。
太阳穴处的骨头很薄，
是人体的要害部位。

以图示作为参考，
确定手掌的位置。

② 提拉颞骨

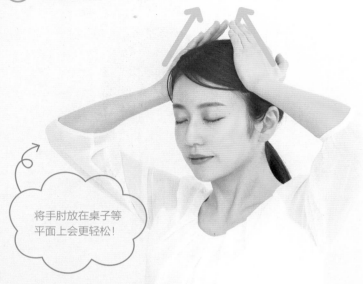

将手肘放在桌子等
平面上会更轻松!

按摩时会有头皮向头顶上方被拉伸的感觉，请在感到
舒适的范围内拉伸。

③ 方向变为斜后方，再次提拉

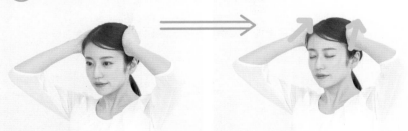

改变指尖的方向，朝向斜后方，
继续提拉颞骨。

额骨放松法

有效消除黑眼圈，让双眼炯炯有神

① 将一只手掌放置于额头

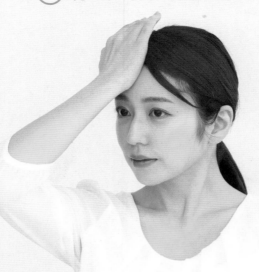

将手掌轻轻放置于额骨上
（额头附近）。

POINT

把手掌
放在这里！

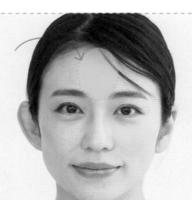

以身体的中心线为基准，确定手掌的位置。

② 使用双手提拉额骨

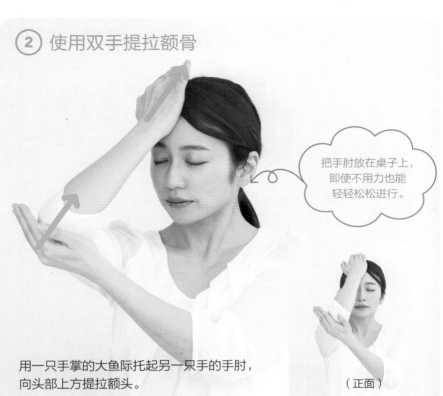

把手肘放在桌子上，即使不用力也能轻轻松松进行。

用一只手掌的大鱼际托起另一只手的手肘，向头部上方提拉额头。

（正面）

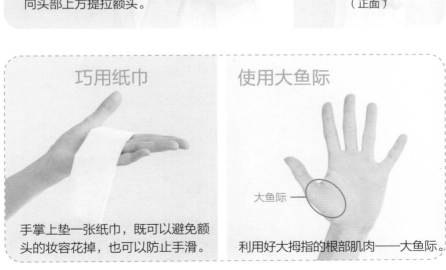

巧用纸巾

手掌上垫一张纸巾，既可以避免额头的妆容花掉，也可以防止手滑。

使用大鱼际

大鱼际

利用好大拇指的根部肌肉——大鱼际。

颅骨放松法

有效放松紧绷的头皮

① 用手掌寻找头皮紧张的地方

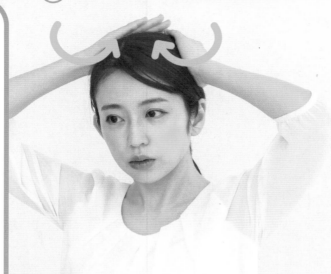

用手掌滑过头皮表面，慢慢寻找有张力的、紧绷的地方。

POINT

使用指腹

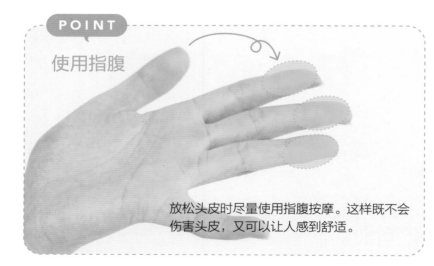

放松头皮时尽量使用指腹按摩。这样既不会伤害头皮，又可以让人感到舒适。

② 用指腹按摩整个头部，重点放松头皮
紧绷的地方

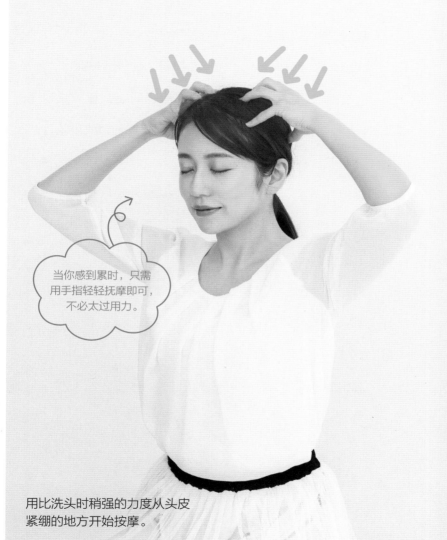

当你感到累时，只需
用手指轻轻抚摩即可，
不必太过用力。

用比洗头时稍强的力度从头皮
紧绷的地方开始按摩。

试过这3种按摩手法后，感觉怎么样?

我想，你应该体会到了按摩头部带来的舒适感。

这几种按摩手法不会因为按摩的时间短，就效果差，反之，也不会因为某一次按摩的时间较长，效果就更好。

关键在于能否坚持，养成每种按摩方法每天按摩1分钟的习惯，持续几个月甚至几年，并且要按摩得舒服，一定会有所收获。

那么，为什么做了放松头部的按摩后眼睛会感觉良好呢? 这其中的原因和接下来的3种按摩方式，我将在第2章中讲解。

其中的关键词就是——颅骨。

第 **2** 章

利用"眼压复位"，
舒舒服服地放松头部

👁 颅骨作为眼睛的容器，并不是一整块骨头

　　在上一章中，相信你已经体会到了眼压复位按摩带来的舒适感。

　　那么，为什么仅仅用手掌按摩、舒展头部就能带来舒适感呢？

　　首先需要跟大家明确一点，那就是上一章介绍的按摩手法的目的是为了消除颅骨的紧张感。

　　就像人的身体会紧张一样，包裹着颅骨的肌肉也会紧张。于是颅骨就会被周围的肌肉紧紧地裹住，从而导致刺痛型头痛的产生……

　　因此，希望你能明白，按摩时施加压力其实是为了消除颅骨的紧张。

"稍等，颅骨为什么会紧张？放松颅骨又是什么意思？颅骨不是一整块骨头吗？"经常会有人提出这样的疑问。

大家是否把颅骨想象成了像头盔一样的一整块骨头了呢？

实际上，颅骨并不是一整块骨头。

颅骨是由头部8块、面部15块、耳朵6块，合计29块骨头共同组成的，它们像大陆的板块一样紧密地拼合在一起。

是不是觉得很不可思议？为什么颅骨的数量如此之多呢？

可能有人会说："我觉得完全不用这么麻烦啊，要是真的是一整块骨头不就非常简单了吗？"

实际上，我们需要这么多块颅骨是为了灵活地移动从而保护里面的大脑组织。

构成颅骨的29块骨头由极少量的韧带固定连接。这种骨头的连接方式是颅骨所特有的，类似"缝合"。

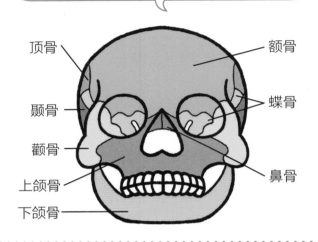

顶骨
额骨
颞骨
蝶骨
颧骨
上颌骨
鼻骨
下颌骨

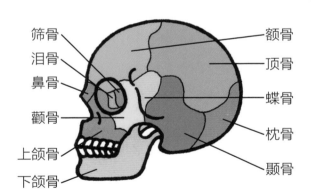

筛骨
额骨
泪骨
顶骨
鼻骨
颧骨
蝶骨
上颌骨
枕骨
下颌骨
颞骨

大量骨头通过少量韧带连接在一起

千万别小瞧这种"缝合"的功能，它可是非常强大的。如果颅骨受到剧烈的撞击，连接骨头与骨头的韧带就可以起到缓冲作用，因此可以保护我们的大脑。

"颅骨还会移动？简直难以置信！"如果你有这样的想法，那么请你想一想新生儿的头部。

由于婴儿出生时需要通过母亲狭窄的产道，他们的颅骨与成人的相比往往连接得更疏松。他们的枕骨较长，头部比较尖。

伴随着婴儿的生长发育，枕骨会逐渐饱满，形成圆圆的脑袋。颅骨的各块骨头之间也会连接得更加紧密。

如果在这个关键时期让婴儿仰卧在坚硬的平面上，则会给枕骨造成压力，从而形成"扁头"。

颅骨和其他的骨骼不同，它是人体最重要的器官——

大脑的容器，或许正因如此，它才长成了特别的样子。

与此同时，颅骨也是大脑与外部相连的最重要的器官——眼睛的容器。

总之，颅骨在所有骨骼中处于绝对重要的地位。

因此，按摩聚集了大量肌肉和神经的头部可以获得极度的舒适感。

这就是眼压复位按摩的一大优势。比按摩任何其他部位得到的放松效果都要更好。

黑眼圈和眼神涣散都与颅骨僵硬有关

大家最近是否感觉到眼睛周围出现了黑眼圈？

或者，你感觉自己的脸正在变老？

作为一名骨骼矫正师，我发现造成眼睛下方出现黑眼圈和面部衰老的原因都在于眼窝凹陷。

我们可以把眼窝看作是颅骨中容纳眼球的一个"口袋"。

随着年龄的增长，有些人的单眼皮会变成双眼皮，眼睛也会凹陷下去。

很多人认为这是皮肤松弛、肌肉老化的结果，因此放弃挽救。然而事实上，也有很多眼窝凹陷的情况是由颅骨僵硬导致的。

而且当眼窝凹陷时，血液流动受阻，眼睛下面就会隐隐约约出现黑眼圈。

例如，有些年轻人经常熬夜工作或玩手机，第二天早晨醒来整个身体都是疲惫和僵硬的，颅骨自然也会变得紧绷。这也会导致眼窝凹陷，血流不畅，于是就形成了黑眼圈。

严格来说，脸部是按照以下顺序慢慢衰老的。

① 颅骨周围的肌肉和韧带变得僵硬。

② 额骨下移。

③ 鼻骨受到挤压，横向宽度增大（此时，鼻子略微变得扁平）。

④ 眼窝凹陷。

⑤ 眼球也变得凹陷，并形成黑眼圈，导致脸部更加显老。

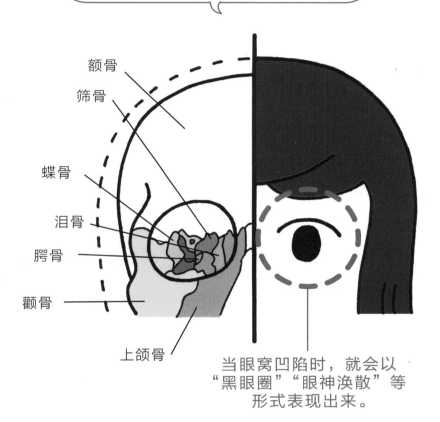

眼窝由 7 块骨头构成

额骨
筛骨
蝶骨
泪骨
腭骨
颧骨
上颌骨

当眼窝凹陷时，就会以
"黑眼圈""眼神涣散"等
形式表现出来。

不过，你并不需要记住所有的细节，只要记住最关键的一点——如果眼睛的"口袋"，也就是眼窝一旦开始凹陷，眼球就会受到压迫，从而导致眼压升高的风险增大。

接下来的症状可能会因人而异，但是眼压升高带来的结果肯定有百害而无一利。

眼压升高不仅会使人在容貌上发生变化，如脸部显老、出现黑眼圈等，而且还有可能会引起近视、视力模糊等症状。

如果眼睛的"口袋"和肌肉变得僵硬，则会导致眼疲劳，进一步还会引发头痛。

那么，你知道如何才能避免颅骨的僵硬吗？

首先，脸部衰老并非仅仅只是女性的敌人，男性也应多加注意。

脸部皮肤的状态就像一个人的名片，好的状态可以给人信任感。我们甚至可以说，能否给别人留下好印象取决于你的眼压。

👁 手掌是最佳的治疗工具

"眼压复位"按摩的一大优势在于它以手掌为工具，不需要任何辅助工具。

使用手掌的大鱼际，我们无论何时何地都能轻松地给自己按摩。

我们的手掌原本就有"治疗的力量"。

我们的祖先把这种力量解释为"气""磁"和"电"，并将其灵活运用于日常生活中。

世界各地的不少古代经典著作中都记载了很多人把他们的手放到人身体上给人治病的场景。这并不是某些特别的人的专属，任何人的手掌都具有"疗愈"的功能。前文中曾提到，在日语中，"治疗"一词写作"手当て"，并一直沿用至今，我想这也是基于手掌的治疗力量。

不知你是否有过这样的经历？当突然头痛或腹痛的时候，如果有人把手放到疼痛的部位，疼痛感就会有所缓解。

瑞典著名的医学院卡罗林斯卡学院（Karolinska Institute）发表的一篇研究性论文中有这样一段描述：

当人用笔轻轻触摸小白鼠时，小白鼠不会在被触摸后立刻分泌催产素，而是在持续触摸大概5分钟后开始分泌。在停止触摸后，还会继续分泌10分钟左右。

催产素也被称为"幸福激素"，是一种可以刺激生物产生幸福感的物质。

众所周知，刺激皮肤可以促进分泌这种"幸福激素"，但是你可能不了解上文所述的关于研究催产素分泌时间的实验结果。

由此可见，每次按摩时间最好持续5分钟左右。

本书提倡的眼压复位按摩恰好一共需要6分钟（6种按摩方式，每种1分钟）。如果你不是特别忙碌，请每次一定要坚持按摩6分钟。

👁 记住这 3 件事，你就可以开始行动了！
按摩让你的眼睛重获新生

接下来，我将向大家介绍3种基础按摩的方法，带你一步一步按摩眼窝，改善眼部的不健康状态。以下是每种按摩方法要达到的目的。

· 第1种按摩

　→轻揉左右两侧的颧骨，按压并推开眼窝下方。

· 第2种按摩

　→把手放到额头附近，向上推动眼窝。

· 第3种按摩

　→拉动位于脸部前面的鼻骨，向前拉动眼窝。

总之，这3种按摩方法能最大限度地向三个方向分别施力。

　　这样可以充分放松眼窝周围的肌肉和筋膜，缓解眼球和调节焦距的睫状体的紧张感，促进眼部的血液循环。良好的放松效果还可以调节自主神经系统，帮助其达到平衡状态。

　　只要身心都保持在良好的状态下，眼睛的功能自然能得到改善。换句话说，你的视力将恢复到最佳的状态。不仅可以远离青光眼，还可以预防头痛和其他各种各样的问题。

　　除此之外，你还可以期待通过按摩带来的瘦脸和美肤的效果。

　　正如本书开头所描述的那样，"眼压复位"按摩法原本是矫正脸型、瘦脸的副产品。因此持续进行眼压复位按摩就可以肉眼可见地瘦脸，这也是理所当然的。

不仅如此，很多人还通过修复眼窝凹陷的方式，成功获得了炯炯有神的大眼睛。

正如古人所言，"射人先射马"。本书提倡的这种按摩方法可以在不直接触碰眼球本身的条件下改善眼睛的疲劳与不适，从而帮助患者恢复视力并预防青光眼，而且还能让眼睛看起来更美、更有神。

这3种按摩方法共通的技巧与前文第27页所述的内容相同。

现在，就让我们一起放松一下，开始按摩吧。

颧骨放松法

拥有梦寐以求的小脸，消除法令纹

① 将手掌放在颧骨上

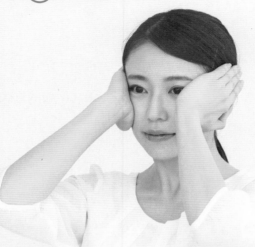

转动手掌，使大拇指位于最下方。
然后，将大鱼际贴在脸颊的突出部位。

POINT

①的位置在这里！

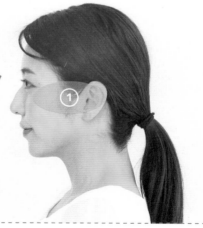

以图示作为参考，
确定手掌的位置。

② 从颧骨向外推开

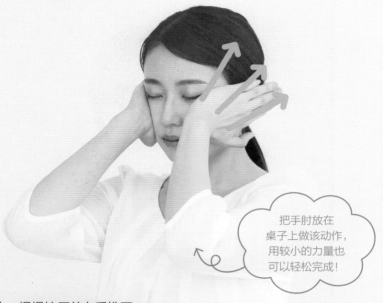

把手肘放在桌子上做该动作，用较小的力量也可以轻松完成！

首先，慢慢按压并向后推开。
当你感到舒适时，逐渐向上移动，调整施力方向。

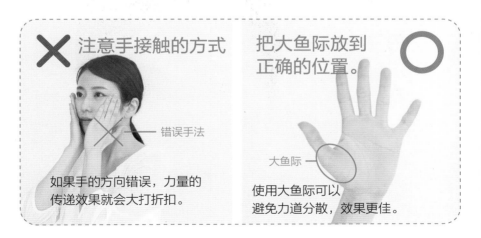

✕ 注意手接触的方式

错误手法

如果手的方向错误，力量的传递效果就会大打折扣。

把大鱼际放到正确的位置。 ○

大鱼际

使用大鱼际可以避免力道分散，效果更佳。

眼窝放松法

美容效果强大，远离青光眼和近视眼

① 将大鱼际放置于额头的凹陷处

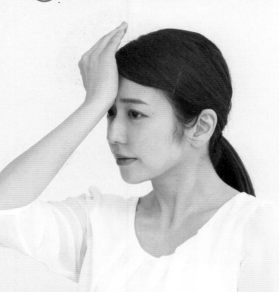

将大鱼际放到靠近额头中央的眼窝凹陷处。

POINT

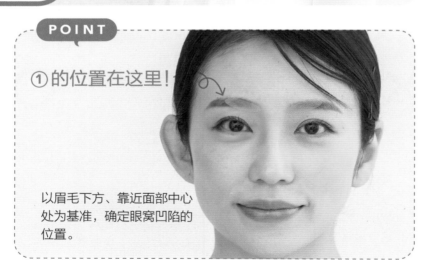

① 的位置在这里！

以眉毛下方、靠近面部中心处为基准，确定眼窝凹陷的位置。

② 用一只手支撑手肘，推开眼窝

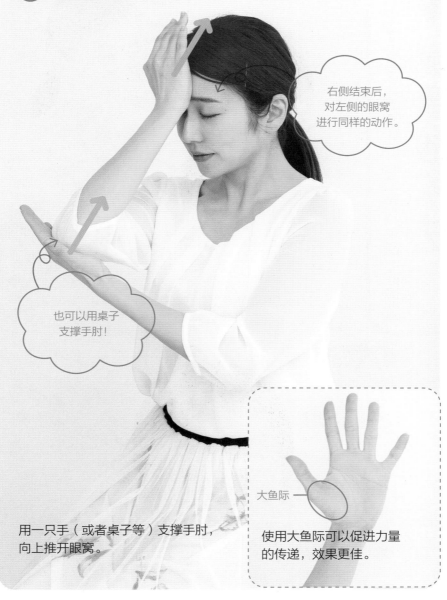

右侧结束后，
对左侧的眼窝
进行同样的动作。

也可以用桌子
支撑手肘！

大鱼际

用一只手（或者桌子等）支撑手肘，
向上推开眼窝。

使用大鱼际可以促进力量
的传递，效果更佳。

鼻骨放松法

让眼睛看上去更大，提高视力，让鼻梁更挺拔

① 捏住鼻骨，向下移动

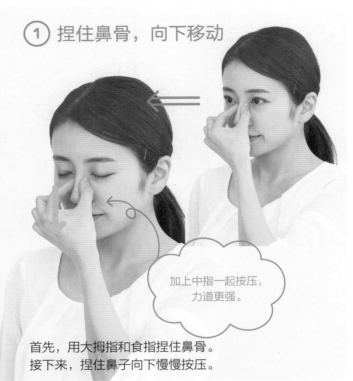

加上中指一起按压，
力道更强。

首先，用大拇指和食指捏住鼻骨。
接下来，捏住鼻子向下慢慢按压。

POINT

①和②的
位置在这里！

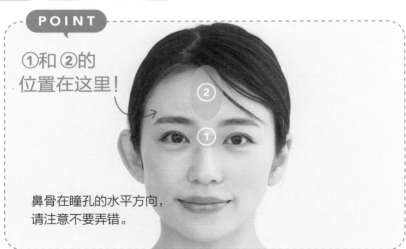

鼻骨在瞳孔的水平方向，
请注意不要弄错。

② 同时用一只手向上推额头

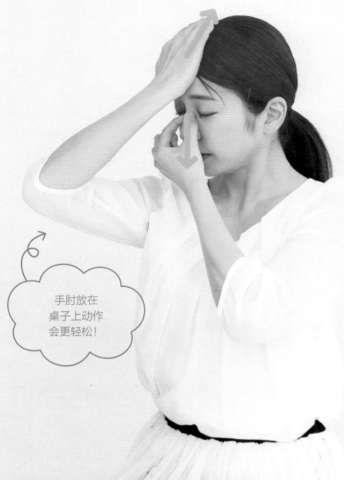

手肘放在
桌子上动作
会更轻松!

将另一只手的手掌放在额骨上，用与第 30~31 页
相同的方式向上推。该动作可以使凹陷的眼窝变得
更加饱满，使眼睛看起来更大，鼻梁更挺拔!

👁 如何提高按摩效果，
避免无效按摩

做完这3个基础按摩，你感受到视力的变化了吗？

不要只做这一次，请继续坚持下去，切实地降低眼压吧。

在这个过程中，最重要的是通过亲身实践理解眼睛与眼压的关系，并将按摩的目的牢记于心。

只要充分理解了其中的道理，人体自身所具备的"自愈能力"就会在不知不觉中被激活。

也就是说，由于每个人的理解程度不同，自我护理的效果也会有所不同。

这是我平日里在与患者接触过程中深切感受到的道理。

常言道，精神与身体是相辅相成、互为表里的。

在按摩过程中，你应该在大脑里尽情地想象眼睛变舒适的感觉。按摩过后的意识也很重要。

请让你的内心充满舒适的快感。然后轻轻地将手指从身体上移开，做个深呼吸。

"我得到了充分的放松，好舒服"，在心里肯定自己，表扬自己。

眼压复位按摩最大的特征就是没有疼痛感。

由于施加的是持续性的压力，所以没有疼痛或不舒服的感觉。

然而，还有一点很重要，那就是要让整个身体都尽可能地放松，以获得最理想的效果。

即使受到少量的刺激，你的身体也可以敏锐地捕捉到，并开始向积极的方向调整。话虽如此，自己给自己头部施加力量这种平时不太常做的动作一定会引起紧张。

刚开始你或许无法完全放松身体。你可能会因为一直想着"我必须在正确的位置施加压力"等而导致用力过猛。

当你经过多次反复的按摩，已经对一系列的按摩手法形成肌肉记忆后，就请试着把"尽情地放空"设为下一个目标。

当你把触摸自己的头和脸当作一种习惯时，你身体的感知能力会变得更加敏锐。

做按摩就相当于不断地和自己的身体对话。因此，我相信你熟练了以后一定会比最初更轻松、快速地放松自己的身体。

在这里，我有一个请求。除了自己，不要给其他任何人做这种按摩。本按摩法的特点是促进你关注自身的感受，包括自己哪里舒适，哪里不舒适等，从而不断提高身体的感知能力与舒适感。

然而，在对他人头部施加压力时，方法是完全不同的（除非你是持有资质的专业人士）。

此外，还需要注意以下人群不宜做该按摩。

① 身体不能适应剧烈变化的人。
② 体力严重不足人群。
③ 轻轻触碰皮肤都会导致疼痛或内出血的人。

如果你正在接受其他疾病的治疗，请在开始按摩前向主治医师咨询。

👁 无论什么时间、身在何处，
都可以做的眼部自我护理

　　如果你已经达到了将按摩手法熟记于心，不用看书也能正确按摩的程度，建议你尝试泡澡时在浴缸里慢慢地给自己按摩。

　　浸泡在温水中，在浮力的作用下，我们可以感受到身体变轻。这可以减轻关节和肌肉的负担，舒缓紧绷僵硬的肌肉。

　　此时副交感神经占主导地位，血管得到了舒张，血液循环更加通畅。

　　当然，你在精神上也会得到充分的放松。按摩可以给我们带来如此理想的效果，还有什么理由不按摩呢？而且，在夜晚按摩是最理想的。

忙碌的一天结束之后，头部和脸部都堆积了各种酸痛与废弃物。晚上按摩可以赶走酸痛，排出废弃物，缓解不适感。

按摩还具有"激活形状记忆"的功能。

睡觉前，通过按摩颅骨肌肉可以有效激活眼睛对最佳位置和形状的记忆。于是，第二天醒来时你的眼睛将恢复到曾经的最佳状态。

当然，在午睡前进行按摩也是不错的选择。

但是，如果你想要达到激活形状记忆的效果，还是选择晚上会更好，因为只有当你放松地躺下来，连续睡眠超过一个小时，眼睛才能达到最佳状态。

第 **3** 章

10 个能够改善眼睛状态的新习惯

👁 善用人体本能，轻而易举地改善眼睛干涩和视力模糊

美国杜克大学公布的一项研究数据显示，人类行为的45%是由习惯形成的。

那么，为什么我们近乎一半的行为都形成了习惯呢？

答案就在于大脑的特性。

人类的大脑普遍都是懒惰的，它试图尽可能地偷懒、使事情变得更轻松。这就是为什么我们会把吃饭、排泄、上下班、洗澡等日常活动变成习惯，达到无须思考就能够进行的程度，以此来减轻大脑的负担。

也就是说，尽可能将一切行为变成习惯的欲望是人类与生俱来的一种本能。如果能够充分利用这一本能的欲望，我们就可以轻而易举地将眼压复位的自我护理方

法变成一种新的习惯。

那么，一旦成功地形成了习惯，会发生什么呢？

想象一下未来的自己，拥有良好的习惯，眼睛状态变得越来越好。

"我现在可以看得更清楚了！"

"我的眼睛不再干涩了，视线也不模糊了！"

想要达成理想效果的诀窍就是要像这样经常想象。

古希腊哲学家亚里士多德也曾指出人的本质——是被习惯所塑造的。眼睛的健康也是同样。我在这里为大家介绍的新习惯，请大家一定要选择几个坚持做下去。除了眼压复位的按摩以外，我还会为大家介绍很多可以改善各种眼睛问题的方法。

尤其是前5种方法，你现在就可以抬起头来，马上开始实践练习。

新习惯 ①
眼睛与文字保持适当距离

→ 近视的罪魁祸首不是"遗传",而是"不良姿势"

我曾经看到过一张中国的小学生在学校里学习的照片。

为了防止孩子们的身体过于前倾,每张课桌上都安装着一个栏杆式坐姿矫正器,它是一种防止孩子们眼睛离书本距离过近的装置。

我认为,这是一种非常合理的方法。因为减少看近距离物体的时间可以有效抑制眼睛"调节滞后"现象的发生，进一步防止视力下降。

相信不少人会对"调节滞后"这个概念感到疑惑。在此，我给大家做一个简单的解释说明。

人的眼睛可以通过调节晶状体的厚度，使物体聚焦于视网膜上。调节晶状体过程中出现的轻微延迟的现象就叫作"调节滞后"。

发生调节滞后时，眼球会向后拉长呈椭圆形。最新的研究表明，正是眼球的这种拉长导致了视力下降。

除了幼儿时期有少数例外情况之外，随着孩子年龄的增长，需要近距离用眼的次数逐渐增多，就容易发生调节滞后，眼球拉长，从而造成视力下降。

过去，家长经常告诉孩子要保持正确的姿势读书写字，这样他们的眼睛才不会近视。这可能是因为家长通过生活经验已经明白了调节滞后的道理。

后来，"遗传学说"逐渐广为流传，这种说法认为近视是由遗传导致的。但近年来，随着关于近视成因研究的不断深入，"调节滞后学说"已被认为是造成近视的主流原因。

"读书时眼睛与文字保持适当的距离。"只要做到这一条，我们就可以大大降低近视的概率。

新习惯 ②
小憩 1 分钟

→ **世界一流企业都在使用的"自我休息法"，让眼睛和大脑都得到充分放松**

我想给那些每天都很忙碌的人推荐一个小习惯。

只需要1分钟即可完成，但这却是一种非常高效的自我护理方法，可以同时减轻眼睛和大脑的疲倦感。而且做起来非常简单，以至于你可能会觉得毫无挑战。

这个习惯就是闭目养神1分钟！

之所以只需要1分钟就能对眼睛产生作用，其原因就在于"眼泪"。

当你闭上眼睛，即使仅有1分钟的时间，眼泪也可以流经整个眼球，为眼球提供营养和水分。这就是为什么闭目养神1分钟即可。

另一方面，之所以只需要1分钟就能对大脑产生作用，其原因在于大脑的特殊属性。

即使我们什么都没有思考，只要有信息进入我们的眼睛，大脑就会持续运转。

只要你的眼睛是睁开的，无论你多么疲惫，你都无法休息。

我们的身体就处在一种如此残酷的工作环境中。

反之，如果我们闭上眼睛，无论何时何地都可以休息。

一些欧美的著名企业都建议员工在早餐后进行约20分钟的"功率小睡（Power Nap）"。相比之下，10分钟的小睡被称为"迷你小睡（Mini Nap）"，1分钟的小睡被称为"微型小睡（Micro Nap）"。目前全世界越来越多的人在尝试这种休息方法。

除了常规睡眠以外，每天多次休息几分钟，是减轻眼睛和大脑疲劳的有效方法。

新习惯 ③

用 "气" 的力量温暖眼睛

→ **让我们用体内最强大的 "气场" 来改善眼疲劳吧**

温暖眼睛可以改善眼疲劳，还可以刺激眼泪的分泌，预防眼干燥症。

市面上很多蒸汽热敷眼罩都非常畅销，的确，戴上蒸汽眼罩后眼睛会舒服很多。然而，它并不方便随时随地使用。

在这里，我想推荐一种极其简单的自我护理方法，即双手手掌摩擦生热，用温热的手掌来温暖眼睛。

众所周知，我们的手掌心有一个名为"劳宫穴"的穴位，中医认为这里是人体内外气息交换的主要通道。利用这个位置的"气"来温暖眼睛，可以事半功倍。

　　在瑜伽中，有搓热双手，轻捂双眼的眼部按摩法，至今仍有很多人利用这一方法来放松眼睛。

　　古今中外，不论何地，人类手掌的力量总能在全世界范围内引起了广泛关注。正如我们在第1章和第2章中所看到的那样，手掌对于眼压复位按摩来说是一个不可或缺的重要工具。因此我们没有理由不去尝试。

　　搓掌按摩眼球的具体方法

① 放松全身（站姿或坐姿都可以）。

② 双手手掌互相摩擦，直到你感觉手掌发热为止。

③ 用发热的手掌心包裹住眼睛，轻轻按下去。想象

一下，你的手掌产生的温热将温暖你的眼睛。做

10次深呼吸，然后把手移开。

⇨ ①至③的动作每天可以重复多次。泡澡时全身

血液循环较好，因此也推荐你在浴缸里泡澡时进行。

新习惯 **4**

有意识地眨眼睛

> **快速摆脱"眼干燥症"！**
> **尝试一下现在立刻就能做的眨眼练习吧**

你知道在日本大约有2200万人患上了哪种眼疾吗？

答案是眼干燥症。这是一种我们非常熟悉的疾病，调查显示，包括那些没有意识到自己患病的人在内，大约有74%的老年人患有眼干燥症。其中，有很多患者因此而放弃佩戴隐形眼镜。

大家可以给自己做个测试，如果你无法坚持12.4秒以上忍住不眨眼，那么你就很有可能患有眼干燥症。

造成这种情况的原因之一是"眨眼不足"。如果你不经常眨眼，眼泪的分泌就会相应减少，这会导致眼角膜损伤，并开始感到疼痛。

理想情况下，我们应该大约每3秒钟眨眼1次。然而，集中精力阅读时这一频率会下降到每6秒1次，使用电脑时则下降到每十几秒1次。

在这里我为大家介绍一种简单的"眨眼练习"。希望大家能够有意识地眨眨眼，并在日常生活中保持正确的眨眼频率。

眨眼练习的具体方法

① 1秒钟眨眼1次，大约持续做10秒。

② 1秒钟眨眼2次，大约持续做10秒。

③ 2秒钟眨眼3次，大约持续做10秒。

⇨ ①至③的动作为一组，每天重复做多组。

一开始可能会比较困难，但当你形成习惯后，你会发现自己的眼睛逐渐恢复湿润了。

让我们通过眨眼练习摆脱眼干燥症吧。

新习惯 ⑤
远近交替用眼训练

➡ 就如通过深蹲锻炼腰腿肌肉一样，眼部肌肉也需要时常锻炼

当你长时间目不转睛地盯着电脑或手机等身边的物体时，视线就会固定在近距离范围内，负责调节晶状体厚度的睫状肌就会感到疲惫。

长此以往，就有可能造成眼部血液流动不畅，眼睛缺氧，进一步导致近视、眼干燥症或其他各种各样的眼睛问题接踵而来。

在这里，我想推荐的是一种"眼部屈伸"的方法。

顾名思义，这是锻炼眼部肌肉的一种屈伸运动。正如反复屈伸（如深蹲）锻炼下半身肌肉一样，眼部屈伸运动可以锻炼睫状肌。

这种方法非常简单。远近交替，各看10秒。重复做多组即可。

眼部屈伸的具体方法

① 看近处（大约距离眼睛30厘米）。

向前伸出一只手，竖起大拇指，将视线聚焦于指甲处。

（睫状肌紧张，晶状体变厚）

② 看远处（距离眼睛3米以上）。

让视线聚焦于窗外的招牌或者远处的东西上。

（睫状肌放松，晶状体变薄）

当你快要感觉眼睛有点累的时候，就结束练习。

千万不要过度练习，每天练习3~5次即可。

佩戴平光眼镜，防尘护眼

→ **年过六十也没有老花眼！**
只要用心呵护，你的眼睛就不会辜负你

　　各行各业的专业人员为了方便工作、取得更好的结果，经常使用防护用的眼镜。比如，游泳运动员会佩戴泳镜，赛马骑师则佩戴非常轻便的骑师眼镜，建筑工地的工人佩戴防尘眼镜。

　　即使不是专业人员，佩戴UV防护眼镜、防花粉眼镜、摩托车专用眼镜等也会方便很多。由于眼睛是直接暴露在外部世界的器官，所以除了佩戴护目镜以外，没有其他更好的方法来保护它们免受外界的刺激。

你保护好你的眼睛了吗？你是否对它们进行了悉心的呵护？

虽然听起来可能有些自卖自夸，但我的确可以非常自信地说，我每天都在用心呵护我的眼睛。

之所以这么说，是因为我每天都尽可能地佩戴平光眼镜，以保护我的眼睛不受风、灰尘和空调等的影响。（我的工作需要大幅度地移动身体，这可能会使眼镜滑落，因此工作时我是不戴眼镜的。）

我从40岁开始就一直保持着这个习惯，或许正是因为平光眼镜的功劳，直到现在，我都年过六十了，也没有患上老花眼。

与过去相比，现在可以更加便捷地购买到具备各种功能的眼镜。

如果你需要长时间面对电脑或手机屏幕，建议你在配眼镜时加上防蓝光功能。

而且，有研究表明蓝光辐射对眼睛和大脑都有不良影响。比如，过多的蓝光辐射会降低睡眠质量等。

让我们好好爱护自己的眼睛吧。

新习惯 **7**

将电脑屏幕抬高至与眼睛齐平

➡ 办公姿势不对，脖子负重更多

在电脑前工作时，请注意头的角度。最理想的角度是头垂直于地面。这就意味着你不需要仰头，也不需要低头，视线一直保持水平的状态。一旦头部向前倾斜，颈椎的压力就会增加。

一个人的头部重量约为其体重的10%。例如，一个体重50千克的人，其头部的重量约为5千克。但是，当头部前倾时，即使只倾斜30度，也会给颈椎带来18千克的压力，是原来的三倍之多！

通常情况下，当你面对电脑时，你的视线会高于屏幕的中心。

大家可以灵活开动脑筋，想办法把显示屏的中心抬高到与眼睛齐平的高度。

其实方法非常简单。只需要在显示屏下放一本厚厚的杂志或书（如辞典），当然市售的电脑支架等也是非常不错的选择。

不同型号的电脑需要抬高的高度也不尽相同，例如有的需要薄薄的一本杂志，有的则需要两本厚厚的书，请大家自行选择最适合自己的高度。你会惊讶地发现，只需要稍微做出一点努力，就能轻松减轻肩膀和颈椎的负担。

顺便提一下，眼睛与电脑屏幕之间的距离应该大于40厘米，如果屏幕比较宽，最好要距离50厘米以上。宽屏幕需要保持更远的距离是因为画面横向比纵向长，如果屏幕与眼睛距离过近，就不能将整个屏幕尽收眼底了。

我提倡的眼压复位由按摩和姿势两大核心部分构成。让我们从日常的姿势开始做起，用心呵护眼睛吧。

新习惯 ⑧
适当地晒晒太阳

→ **研究表明，阳光可以抑制近视的进展速度**

"我们应该尽可能地保护眼睛不受太阳光的照射。"
相信不少人都是怀着这样的想法戴上了墨镜。

但是，你知道吗？太阳光中含有的大量紫外光，与
抑制近视眼有关。

换句话说，适当地晒晒太阳可以抑制近视的进展速
度。这一事实是由日本庆应义塾大学医学院的研究小组
于2017年发现的。

他们对13~18岁的青少年进行了调查研究，发现紫

外光可以激活能够抑制近视进展速度的基因EGR1。

的确，迄今为止很多观点认为户外活动能够有效抑制近视。然而，这其中的原因一直没有查明。

庆应义塾大学医学院的这份研究报告将会大大推动近视领域的研究，具有十分重要的意义。

需要注意的是，紫外光与紫外线是两种完全不同的物质。因为仅有一字之差，确实容易让人混淆，但是两者的波长却不同。

众所周知，可以阻挡紫外线的UV防护眼镜也能防紫外光。

由于室内照明的LED灯和荧光灯等照明工具都不含紫外光，所以在日常生活中，如果不怎么出门，那就无法接触到足够的紫外光。

因此，我们应该每天至少出门一次，适当地晒晒太阳。

新习惯 9

通过跳绳或轻度运动，加速眼部血液流动

→ 向容易血液循环不畅的眼周轻松地输送新鲜
氧气的方法

跳绳可以促进全身的血液循环，包括改善眼球内
的血液流动状态。有些人可能会想，那不得先买一根跳
绳，好麻烦啊……

其实，大家大可不必担心。即使没有跳绳，以几厘
米的弹跳高度原地空手跳绳，轻轻地原地踏步，或者慢
跑也可以达到相似的效果。

关键在于要"跳起来"，这才是最重要的。只要在

房间的地板等坚硬的地面上跳跃，就没问题了。

跳跃是一项全身运动，它可以改善整个身体的血液循环，向体内输送新鲜的氧气。因此，新鲜的氧气可以到达一般情况下难以到达的眼睛周围。这就是为什么跳跃运动后，眼睛的细胞活性增强，你能感到眼疲劳有所缓解。这其实不是"眼压复位"，而是"血流复位"带来的效果。

跳跃，还有其他好处。

它可以通过促进胃肠的蠕动（组织的收缩），增强自主神经的活性，改善自主神经功能紊乱（自主神经与胃肠的功能密切相关）。

此外，因为自主神经与眼睛的调焦功能密不可分，所以由眼疲劳引发的头痛和肩膀酸痛也能够得到一定程度的缓解。

经常跳跃还有助于防止肥胖。对于代谢综合征的辅助治疗也卓有成效。

　　当然，如果你身体不太好，或者平时运动量比较小，最好不要执着于追求跳跃的次数。不要勉强自己，享受运动的过程，长期坚持下去才是最重要的。

新习惯 ⑩

不过度沉迷于锻炼肌肉

→ **过度锻炼，可能会造成视力越来越差**

最近我在看电视时，注意到有些男性艺人的脸部线条变得越来越硬。我就不在这里透露他们的名字了，但他们都有一个共同的特点，那就是他们都喜欢锻炼肌肉。

但你知道为什么锻炼肌肉会导致脸部线条发生变化吗？

答案是锻炼肌肉会让人不由自主地"咬紧牙关"。

当人在做一些高强度的肌肉锻炼时，例如举杠铃，人往往会不自觉地用力咬合牙齿。但是，一旦"咬紧牙关"，由于骨骼结构方面的原因，下颌骨、颧骨和额头就会向前突出来。而且，颧骨下方还会凹陷，形成阴影。眼睛凹陷会使表情看起来更加严肃，令人望而生畏。

之所以会发生这样的变化是因为脸部是由很多块骨头组成的。这些骨头会像拼图一样组装在一起，如果只给某些特定的部位施加力量，整个结构自然就会失去平衡。

随着"咬紧牙关"的情况愈发严重，下颌骨和腮部都会变得肥大，骨骼会变得凹凸不平。这很可能导致你变成"大脸"，并给眼压带来负面影响。

为了防止这些"悲剧"的发生，我们首先要认识到自己的咬合习惯。然后，经常张开嘴，放松下颌的紧张感。长时间对着电脑或手机工作时，牙齿也很容易用力咬合，请大家务必注意。

　　如果你意识到自己也有咬紧牙关的习惯，无论你现在是在办公室还是在家里，请立刻翻到第52~57页，练习眼压复位的3种基础按摩吧！

第 **4** 章

10 个护眼姿势
新习惯

👁 正是骨盆中的"带子"使颅骨的颜色有了明暗差异

　　在最后一章，我想讲一下关于姿势与动作的新习惯。令人惊讶的是，很多在饮食与运动方面非常注重自身健康的人，在对待如何正确地使用自己的身体时却显得漠不关心。这是非常令人遗憾的。因为只要你的姿势和动作正确，你的身体就可以自行消除歪斜。

　　正如"忽如一夜大风来，木桶店里发大财"[1]这句日本谚语所言，一件事情的发生可能会对看起来毫不相

---

　　[1]一刮大风就会尘土飞扬，尘土进入眼睛，盲人就会增多。日本的盲人大多弹三弦琴来谋生，三弦琴的需求量就会增加，而三弦琴的原材料是猫皮，所以猫的数量就会减少，猫的天敌——老鼠的数量就会增加。增加的老鼠会啃食更多的木桶。最终，重新购买木桶的人增加，木桶店就赚到了钱。

干的事物产生影响。如果身体的歪斜得到修正，颅骨就会恢复正常。受此影响，眼睛的各种功能也将得到恢复。这就是为什么本书会将改善姿势和动作作为一种非常重要的自我护理方式，与第1章和第2章介绍的按摩手法并列，共同构成眼压复位的核心。

那么，姿势与动作的关键点到底是什么呢？

答案就是骨盆中的骶髂关节。骶髂关节是骶骨与髂骨之间的关节，不同的活动幅度可能会造成一定程度的扭曲，因此我们需要经常矫正。

如果骶髂关节一直处于扭曲的状态，就会导致骨盆前倾，或者骨盆歪斜。若情况严重，甚至还会导致脊柱弯曲。由于脊柱上有很多神经通过，所以可能还会诱发各种身体问题，例如血流不畅、肥胖、体寒等。

因此，最理想的是你随时都能意识到骶髂关节的重要性，经常有意识地从骨盆开始矫正身体的扭曲。这就是所谓的"骶髂关节复位"。

接下来，我将从日常生活中的站姿、走姿、卧姿和坐姿等方面尽可能通俗易懂地讲解如何让骶髂关节复位。你会惊讶地发现，骨盆与大部分的姿势都密切相关。请大家牢牢记住骶髂关节，不仅仅是眼睛，它也是人体的健康之源。

新习惯 ①

站如松

➡ **只要收紧臀部，就可以自动调整骨盆**

    站立是最基本的姿势之一。因此，大家不要想得过于复杂。

    如今，有很多指导如何正确站立的形体老师。但是，你越是费尽心思思考其中的道理，你的大脑和身体就会越发无法达成一致。最终会导致你形成不自然的姿势，或者即使在教学现场做到了正确的姿势，回家之后也无法将动作重现。

其实，大家只需要记住一个原则。那就是收紧臀部。只要收紧臀部，骨盆就能够自动调整到正确的位置，背部肌肉也能够自然地伸展。

正确的站姿

① 两只脚的脚后跟并拢，脚尖向外张开呈45度。

② 双臂自然下垂于身体两侧。

  保持挺胸，注意肩膀不要太过向前。

③ 做2~3次耸肩的动作来放松肩膀。

④ 想象臀部发力，并快速收紧。

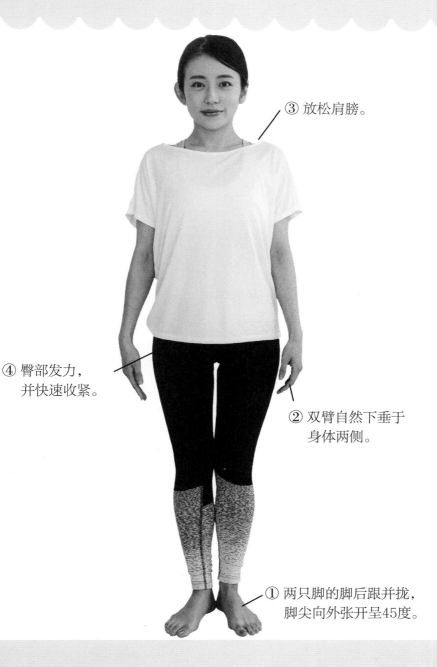

③ 放松肩膀。

④ 臀部发力，
并快速收紧。

② 双臂自然下垂于
身体两侧。

① 两只脚的脚后跟并拢，
脚尖向外张开呈45度。

新习惯 ②

行如风

➤ **内八字和小碎步都要不得！**
最理想的走路方式是大步快走

如果你想矫正头部的歪斜，大步快走是不二选择。

这一方法出乎意料的难，请做好心理准备。走路内八或骶髂关节（见第99页）有些扭曲的人，抬腿会比较困难，因此步幅也相对较小。大步快走时，髋关节和膝关节做圆周运动，腿自然会伸直向前走。这可以修正下半身关节的变形，让走路成为具有锻炼效果的运动。

如果你能够做到这一点，那你接下来就应该以"V字步"为行走目标。具体来说，就是走路时脚尖向外，促使骨盆向内收紧。作为辅助，可以在脚腕上附加一个重物。这样双腿就不会向两侧摆动，可以更加轻松地径直向前迈进。

> ### 正确的走路姿势

① 伸直双腿，向前方迈步。

② 脚离开地面的瞬间，有意识地用脚趾蹬地发力。

③ 加大步幅，加快速度，力求达到大步快走。

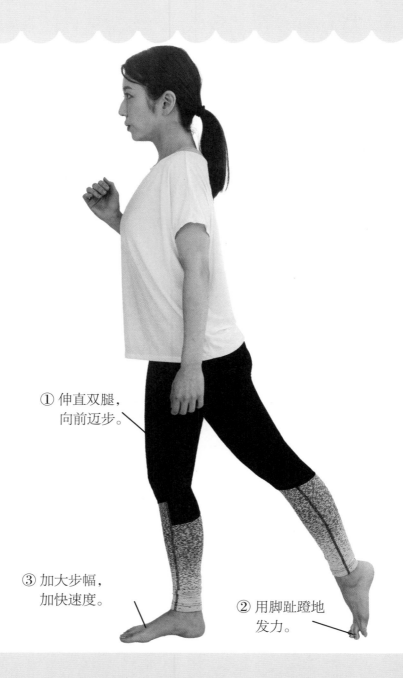

① 伸直双腿，
向前迈步。

③ 加大步幅，
加快速度。

② 用脚趾蹬地
发力。

新习惯 ③
卧如弓

➡ **哺乳动物一般都不会仰卧着睡觉，侧卧才是最自然的睡姿**

除了仰卧以外的睡姿都是正确的睡姿。

这是因为我们是有骨盆的哺乳动物。如果仰卧着睡觉，床垫会向上顶到骨盆，导致骨盆向后倾斜。于是，髋关节不稳定、腹股沟肌肉僵硬紧张、血液循环不畅、体寒、浮肿等一系列不良后果就会接踵而来。

最佳的睡姿是侧卧。但是，枕头稍微高一些会比较好。当然，你也可以俯卧（趴着睡，脸朝下）。把手放在枕头和脸之间，适当增加一些空间有利于呼吸顺畅。请记住，仰卧睡觉的动物只有人类。让我们尝试以身体最舒适的姿势睡觉吧。

侧卧睡觉的正确姿势

① 身体朝向侧面卧倒。

② 膝盖轻轻向胸部靠近，略微弯曲后背。

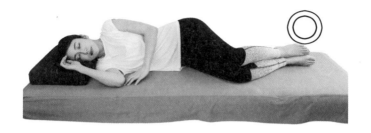

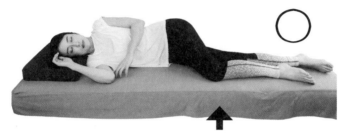

可以略微交叉双腿。

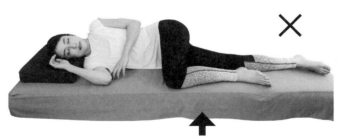

不可过度交叉双腿以至于骨盆扭曲。

新习惯 **4**

坐如钟

➡ **大腿并拢、内侧发力可以收紧骨盆，**
矫正坐骨，有利于眼睛健康

久坐会导致骨盆张开，臀部的肌肉被拉扯，这就是产生"臀部疲劳"的原因。但只要你的骨盆保持收紧，即使坐上几个小时也不会产生臀部疲劳。接下来，我将告诉你如何收紧骨盆。

收紧骨盆的最好方法是坐着时将左右两条大腿并拢并用力夹紧，以防止两腿分开。如果你对肌肉比较了解，请记住，内收肌发力并收紧。

坐着时用力夹紧大腿可以使骨盆挺立、收紧，并伸直脊柱。

如果长期坚持，就可以矫正头部的歪斜，也有利于缓解眼疲劳。

正确的坐姿

① 检查椅子的高度（脚底能踩到地面的高度为理想高度）。

② 不要在椅子上坐得太靠后，稍微往前一点。

③ 用力夹紧大腿，以防两腿张开。

④ 两眼平视正前方（如果你的视线向下，骨盆也会随之歪斜）。

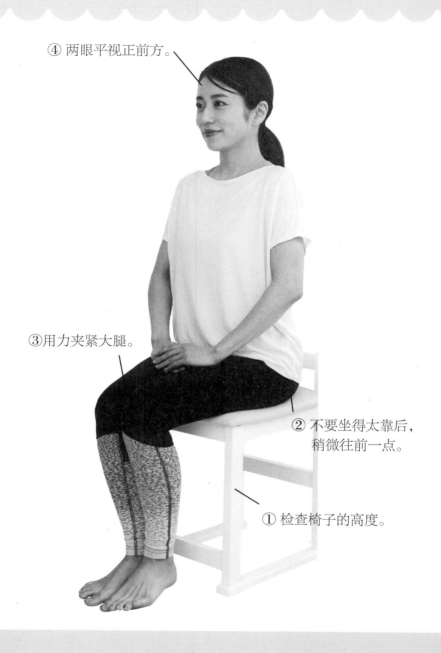

④ 两眼平视正前方。

③用力夹紧大腿。

② 不要坐得太靠后，
稍微往前一点。

① 检查椅子的高度。

新习惯 **5**

用坐骨保护垫调节腰部位置

➡ 使用毛巾或坐垫复位骶髂关节

正确的姿势是坐骨在中间，骨盆挺立，脊柱伸展。

坐骨是指用指尖按压臀部正中间时碰到的坚硬的骨头。为了达到这种正确的姿势，你需要对椅子的高度做一些调整。

方法很简单，只要用一两条毛巾就可以让你的椅子焕然一新。

不知道你有没有注意过，僧人在盘腿坐禅时，通常会在屁股下垫一块小小的坐垫，也叫作"禅垫"。坐在垫子上是为了使骨盆挺立，保持血液流通顺畅。在家里可以用一条毛巾来代替这种"禅垫"。

虽然只是一件微不足道的小事，但正是一点一滴细节的积累才能帮助我们实现骶髂关节复位和眼压复位。请大家一定要牢记这一点。

坐骨保护垫的调整方法

① 折叠毛巾，放在椅子上。

② 将毛巾放在坐骨下方。调节毛巾的位置及厚度，直至适合自己的高度。

③ 挺直腰部，注意不要弯腰驼背，身体不要前倾。

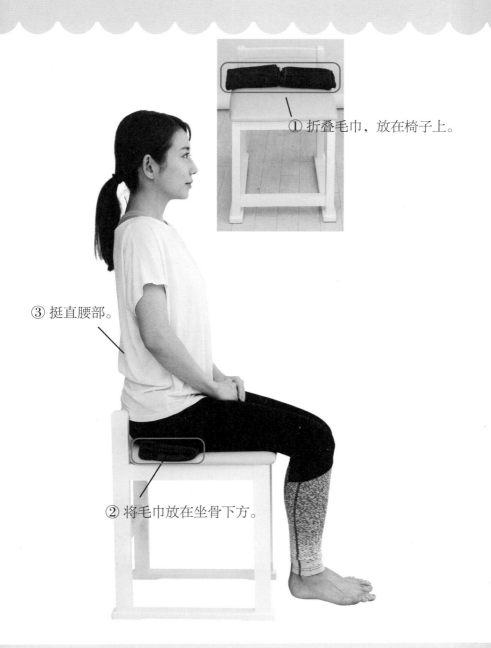

① 折叠毛巾，放在椅子上。

③ 挺直腰部。

② 将毛巾放在坐骨下方。

新习惯 ⑥
合理使用手机

➡️ **如何减少查看手机的次数?**
你思考得越多，发现的方法就越多

长时间使用手机会导致我们上身前倾，颅骨随之向前倾斜，眼压升高。那么，我们应该如何远离手机，减少过度使用手机对我们造成的潜在伤害呢?

毋庸置疑，最佳的解决方案是不浏览网站、不看视频或戒掉游戏。长时间持续盯着小小的发光液晶屏会对眼睛造成极大的伤害。如果你无论如何都无法戒掉手机，那么用屏幕较大的平板电脑会比智能手机更好，因为眼睛与屏幕之间的距离更远，对眼睛的负担也就更小。

另外，容易让人沉迷其中的社交平台也是现如今我们要面临的一大问题。

如果你由于某些原因，需要经常给别人点赞或自己发布内容，那最好设定一个每日使用时长和频率的限制。

通过短信、微信等收发消息时也需要注意。有些人沟通起来就像网球对打一样，不断地回复对方，再被对方回复，这样不知不觉就会聊很久。因此，我通常习惯把要发的信息编辑成一封长邮件一次性发给对方，或者干脆闭着眼睛，通过打电话解决问题。"我不太擅长操作聊天软件，可否用邮件或者打电话？"每当我这样请求对方时，通常都会顺利地得到对方的同意。

最后，还有一个杀手锏。如果你真的下定决心想要戒掉游戏、视频、社交平台或网络聊天，你可以将智能手机换成老一代的非智能手机（事实上，我就是这么做的）。非智能手机保留了通话和短信两大功能，你并不会被亲朋好友孤立，也不会完全与团体疏离。

重新认识头带 [2]

→ **只需花费十几块钱，**
你就可以买到专注力和视力健康

过去，日本人在关键时刻需要鼓舞斗志时，常常在头上绑一根头带来收紧颅骨。这听起来可能有些不可思议，但实际上，这个方法是符合科学道理的。

---

[2] 日本文化中的一种头带，也叫"钵卷（Hachi Maki）"。通常是由白布或者红布制成，也有彩色的。头带上一般都印有一些口号或标语，佩戴头带象征着佩戴者拥有的毅力和决心。

颅骨膨胀，会导致头部血液循环受阻，氧气不足，注意力不集中。因此，过去的人们会在头部缠一根布条，来调整颅骨的位置。

这种佩戴头带的习俗在现代也可以经常看到，比如在学校的运动会等活动场合，就会看到参赛者绑着头带。

除此之外，为通过考试而努力学习的人也会佩戴头带。

曾经有一位学生家长告诉我："我们家的孩子正在努力备考，在补习班老师的推荐下，他戴上了头带来给自己加油鼓劲。"这是头带的正确使用方式。

我想让更多的人了解头带作为"颅骨矫正法"的辅助道具的优点。现在，在各大线上购物平台，十几元人民币的价格就可以轻松买到它。

然而大家也要注意不要错买成类似的商品。比如运动时用的束发带或作为配饰用的时尚头带，它们对头部的收紧能力过弱，不会对眼压复位起到促进作用。让我们仔细挑选能够提供适度的持续性压力的头带吧。

新习惯 **8**

使用市售的头部按摩仪

➡ **一边看电视或一边做家务，一边按摩颅骨**

在我这里接受治疗的一位女士曾问过这样一个问题：
"我经常在购物网站上看到一些可以按摩头部的产品，
其中还有洗澡时也可以用的防水型。我可以试试吗？"

我回答她："当然可以。"除了本书介绍的眼压复位
按摩外，在空闲时间时，使用按摩产品也是一个不错的
选择。

我也尝试在购物网站上搜索了一下，出来的商品之
多令我感到非常惊讶。

头部按摩的产品主要分为电动型和手动型两大类。

电动型产品的魅力在于能够按摩到人手难以触及的地方。而手动型的优势在于不需要充电或换电池。

此外，按摩仪的材质也很丰富，从金属到硅胶，各种各样的都有。试着寻找一件你喜欢的头部按摩产品吧，这也不失为一种乐趣呢。

虽然不同形状的产品操作方式不同，但使用手动按摩仪时，我尤其推荐要像眼压复位按摩一样，采取从下往上，从发际线向头顶移动的按摩方式。将手持按摩仪缓缓向上移动，向着"颅骨的北极星"——头顶的方向移动。即便只按摩几分钟的时间，也可能让你的眼睛变得更有神，视野更清晰。

总之，无论是手动按摩仪，还是电动按摩仪，我都非常赞成增加仪器与头部接触的频率和时间。

让我们主动去创造一些能在生活中让自己备感舒适的幸福时刻吧，哪怕只是1分钟。

新习惯 ⑨

矫正 O 型腿

➡ 只需一双人字拖，就能拥有美腿

O型腿是指双腿自然伸直站立时，膝盖无法靠拢，且双腿整体向外弯曲的一种腿型。在不久的过去，很多日本女明星的O型腿被人们认为是可爱的一种表现。

如今，主流观点认为出于健康的考虑，应该矫正O型腿。我也同意这个观点。这是因为腿部的弯曲会间接地导致骨盆歪斜，进而使颅骨隆起，最终给眼睛带来不良影响。

实际上，至今为止我已经指导过很多模特将O型腿矫正为正常的腿型了。然而，并不是这本书的所有读者朋友都能到我的诊所来。因此，我想在书中介绍一种任何人都能做到的、具有高度可复制性的自我矫正方法。那就是穿上人字拖这种需要用大脚趾和二脚趾夹住中间带子的鞋。

一个曾经在我的矫正诊所兼职工作的大学生就是重度O型腿。然而，她去海外做志愿者时，连续四个月每天穿人字拖，结果她彻底告别了O型腿，突然就拥有了一双美腿。那么这其中的原因是什么呢？

其实所谓的O型腿就是身体的重心在身体外侧，骨盆呈张开的状态。因此鞋底也是外侧磨损最严重。然而，通过大脚趾和二脚趾夹住人字拖中间的带子，可以将身体的重心从外侧向内侧转移。这样可以锻炼大腿内侧的内收肌，矫正骨盆歪斜，消除O型腿，进而整个下半身的骨骼都得到了矫正。

当然，即使你不是O型腿，通过夹住人字拖中间的带子也可以锻炼大腿内侧的内收肌，调整骨盆位置。

新习惯 ⑩
养成头部上扬的习惯

➡️ **当我们憧憬美好未来时，**
会自然地做出这个护眼的姿势

现代人在日常生活中总是习惯身体前倾，低着头，向下看。比如，看手机、使用电脑、伏案工作、做家务、照顾老人、育儿的时候，都习惯低着头。当身体前倾时，我们总是更容易用力咬合牙齿。这一多余的力量会导致头部歪斜，当然也会使眼睛更容易疲劳。因此，养成放松下颌、向上仰头的习惯很重要。抬头仰望天空吧，哪怕只在你突然意识到的那一瞬间。

一直以前倾的姿势低头注视下方，会导致颈部肌肉酸痛，并对颈部的神经造成压迫。

　　颈部有很多神经，其中，最重要的就是自主神经。实际上，我曾听到有人说："因为我颈部肌肉异常，所以导致自主神经受损，副交感神经功能紊乱。"据说后来他整个身体出现了一系列不明原因的不适感。

　　眼压最大的敌人就是心理压力。基本可以肯定，这和自主神经密切相关。

　　头部上扬的姿势也会给人在精神上带来积极影响。当我们思考未来相关的事情，比如"下周末去哪里玩"的时候，我们总是会不自觉地向上看。顺便说一下，当回忆过去的事情，比如"昨天晚餐吃了什么来着"的时候，我们往往会向下看。

　　今年有一个令人开心的新闻。名古屋电视塔的新角色"塔博士"诞生了。他的人物设定非常独特。由于他总是抬头仰望，凝视着电视塔，导致人们只能从上空才能看到他的脸。让我们也像他一样经常抬头仰望天空，保持护眼的姿势，尽情地畅想美好的未来吧。

后记

→ **远程办公使视力进一步变差**

2020年受到新冠肺炎疫情的影响，我的矫正诊所也不得不暂停营业。恢复营业时，很多人都因为身体部位疼痛或肌肉酸痛等症状前来就诊。仔细想想，这着实是一件非常不可思议的事情。如果他们的全身疲惫和局部疼痛是身体过度劳累而导致的，那还可以理解。

但事实却恰恰相反。明明居家办公减少了身体的运动量，但人们却觉得身体不舒服，肌肉感到酸痛或僵硬，甚至有的人感到整个身体都沉重、不舒畅……

虽然听起来像是谬论，但我们的身体的确会因为长时间静止不动而垮掉。造成这种情况的根本原因就是身体的"歪斜"。

适度运动可以防止身体歪斜。

对眼睛来说，也是如此。如果你一直盯着手机、电脑等身边近距离的物体，就会导致睫状体因过度紧张而难以调节焦距，造成眼球歪斜。通过交替看远处和近处的物体，让眼睛适度运动一下，可以预防眼球歪斜。

➡ 无论多大年纪，都要有"开阔视野"的意识

虽说新冠肺炎疫情给我们的生活带来了诸多不良影响，但无论我们多么痛恨这场疫情，我们生活、前进的步伐都无法停止。不如把这场灾难看成恢复眼睛健康的好机会，来矫正身体、头部和眼睛的歪斜吧。这不仅能

使我们在思维方面提高格局、开阔视野，还能在视力方面改善我们的眼睛，让视野变得更加开阔。

　　视野变窄有两种类型。一种是疾病恶化导致的"病理性视野变窄"，另一种是由疲劳导致的"生理性视野变窄"。"病理性视野变窄"不在本书的探讨范围之内，而"生理性视野变窄"是可以通过眼压复位来改善的。

　　请大家积极地按照眼部屈伸（见第81页）的方法进行远近交替用眼训练吧。

只要用心呵护头部和眼睛，就可以彻底告别所谓的"对症疗法"

　　青光眼是一种进行性恶化的眼科疾病。虽然有治疗方法，但也只能对症治疗，缓解症状。病人在大多数情况下都需要持续去看眼科医生。

因此，如果你还没有患上青光眼，我希望你能付出一些努力来防范于未然。通过消除头部和眼睛的歪斜可以预防很多疾病。

此外，通过养成眼压复位按摩的习惯，排除病因，就可以彻底告别治标不治本的应急治疗。

开始按摩的时间并没有"为时尚早"和"为时已晚"这样的标准。当你感觉"到时候了"，就开始按摩吧。

清水六观

快读·慢活®

　　从出生到少女，到女人，再到成为妈妈，养育下一代，女性在每一个重要时期都需要知识、勇气与独立思考的能力。

　　"快读·慢活®"致力于陪伴女性终身成长，帮助新一代中国女性成长为更好的自己。从生活到职场，从美容护肤、运动健康到育儿、家庭教育、婚姻等各个维度，为中国女性提供全方位的知识支持，让生活更有趣，让育儿更轻松，让家庭生活更美好。